Dʳ Cʜ. NIEL

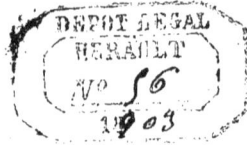
De la

Résection du Genou

Sans ouverture de l'Articulation

MONTPELLIER

G. FIRMIN, MONTANE ET SICARDI

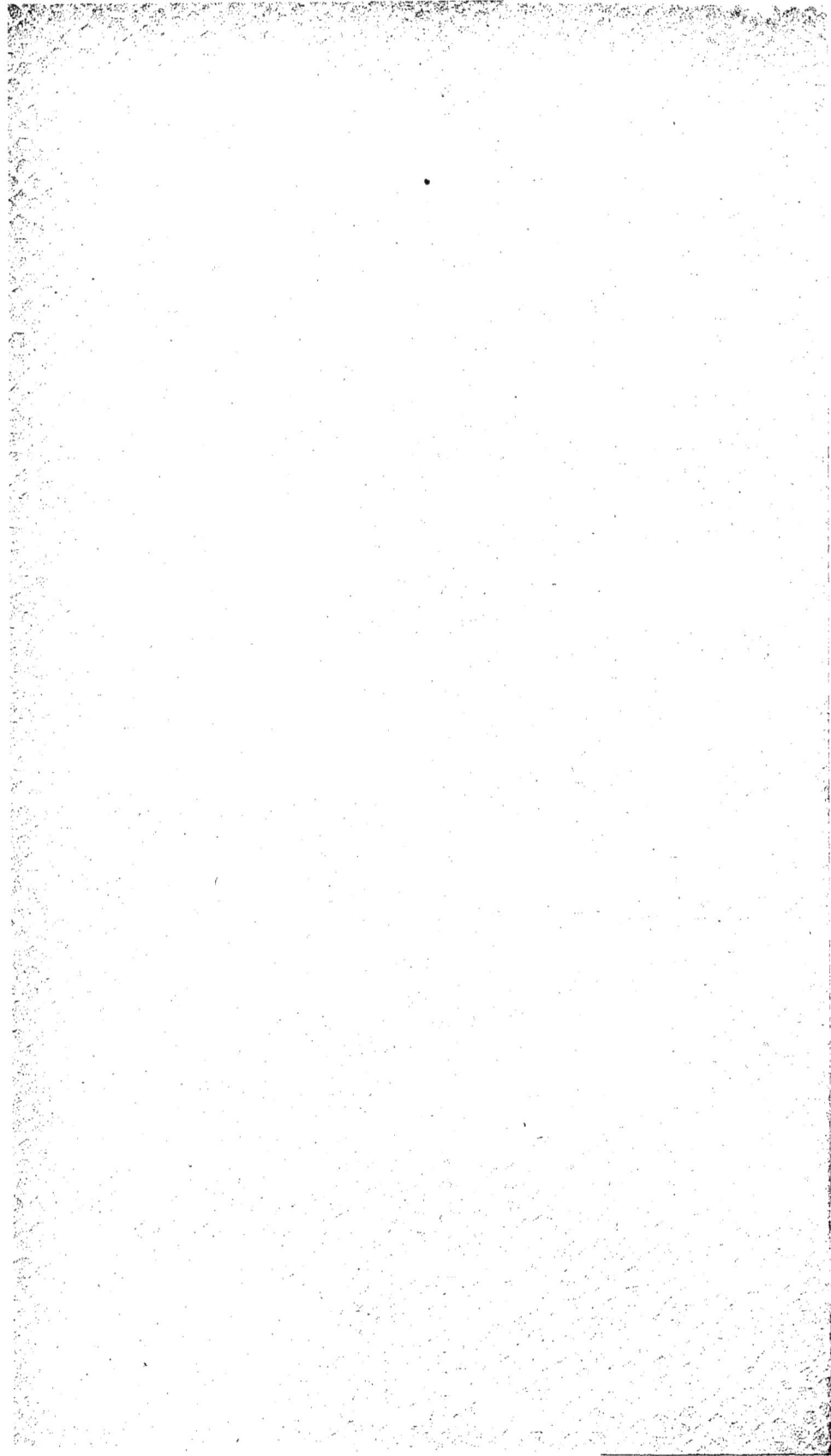

DE LA

RÉSECTION DU GENOU

SANS OUVERTURE DE L'ARTICULATION

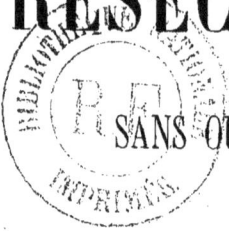

PAR

Ch. NIEL

DOCTEUR EN MÉDECINE

EX-INTERNE DES ASILES DES BOUCHES-DU-RHÔNE

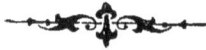

MONTPELLIER

IMPRIMERIE Gustave FIRMIN, MONTANE et SICARDI

Rue Ferdinand-Fabre et quai du Verdanson

—

1903

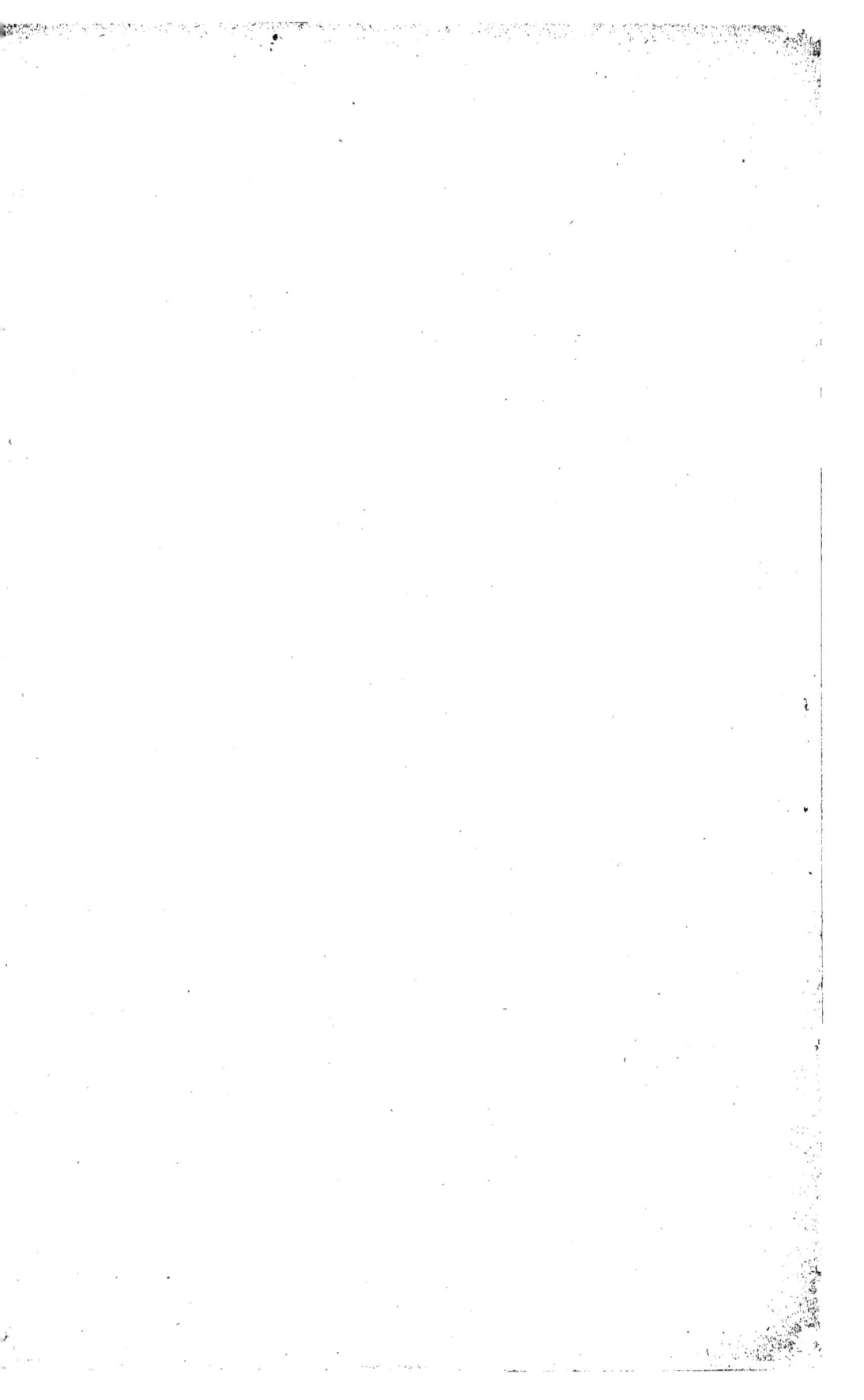

A LA MÉMOIRE DE MON PÈRE

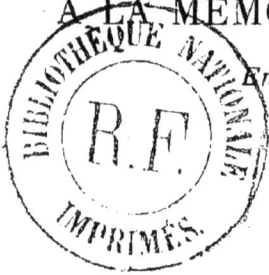

En témoignage de ma reconnaissance éternelle.

A MA MÈRE

C'est à elle que nous devons tout. Nous ne pourrons jamais assez lui rendre en amour et en reconnaissance tous les sacrifices qu'elle s'est imposés pendant le cours de nos études.

A MA SŒUR

A MON FRÈRE

MEIS ET AMICIS

CH. NIEL.

AVANT-PROPOS

Une tradition, qu'on ne saurait trop respecter, veut qu'arrivé au terme de ses études, le disciple offre à ses maîtres un juste tribut de reconnaissance. Nous devons trop à ceux dont nous avons eu l'honneur d'être l'élève, pour manquer à ce devoir.

Notre pensée se reporte naturellement à nos premiers maîtres de l'École et des hôpitaux de Marseille. Nous avons contracté une dette toute particulière de reconnaissance, envers M. le professeur agrégé Boinet, non seulement pour les savants conseils qu'il nous a prodigués, pendant les deux années que nous avons passées dans son laboratoire, mais encore pour l'amitié dont il a bien voulu nous honorer.

A MM. les docteurs d'Astros, Oddo, Combalat, nous tenons aussi à exprimer notre sincère gratitude.

Nos maîtres de la Faculté de Médecine de Montpellier nous ont appris à connaître et aimer la médecine ; qu'ils soient assurés de notre reconnaissance.

A M. le professeur Forgue, qui nous a inspiré le sujet de notre thèse, et qui a largement contribué à notre instruction par ses savantes leçons cliniques chirurgicales, nous adressons nos plus sincères remercîments. L'honneur qu'il nous fait en acceptant la présidence de notre thèse, est un droit de plus à notre reconnaissance.

M. le professeur agrégé Jeanbrau nous a toujours aidé de ses conseils pendant le cours de nos études : nous garderons de lui le meilleur souvenir.

Nous n'aurions garde d'oublier M. le docteur Monestier, médecin en chef de l'asile d'aliénés d'Aix-en-Provence, qui pendant notre internat, nous porta toujours beaucoup d'intérêt, et nous honora de son amitié ; qu'il veuille agréer le témoignage de nos meilleurs sentiments.

M. le docteur Reynès, chef de clinique d'accouchement et de gynécologie, nous donna en maintes occasions les preuves d'une sincère amitié ; qu'il daigne recevoir l'assurance de notre profond attachement.

A tous ceux qui nous ont donné des preuves d'amitié sincère, nous tenons à dire combien il nous est pénible de nous séparer d'eux. Ils peuvent toujours compter sur notre sympathie et notre dévouement.

DE LA

RÉSECTION DU GENOU

SANS OUVERTURE DE L'ARTICULATION

INTRODUCTION

La technique des résections articulaires pour tuberculose est aujourd'hui parfaitement réglée, grâce surtout aux travaux d'Ollier, dont l'expérience a plus servi que toutes les études d'amphithéâtre. A l'heure actuelle l'accord est unanime : en présence d'une tuberculose ostéo-articulaire chez un adulte, les chirurgiens sont pour la résection large, avec ablation soigneuse de tous les tissus suspects. A la résection typique, excellent exercice d'apprentissage manuel, on a substitué la résection atypique dans laquelle on se préoccupe avant tout d'enlever en totalité les tissus malades, parties molles, ligaments, synoviale, périoste et os. Il serait donc inutile de vouloir fixer des règles nouvelles pour réséquer d'une manière inédite une articulation tuberculeuse.

Et cependant tous les procédés employés aujourd'hui ont le même inconvénient : leur premier temps consiste toujours dans l'*arthrotomie*, c'est-à-dire l'ouverture de l'article malade. Il en résulte l'infection fatale du champ opératoire par les produits bacillaires. Les instruments sont souillés, les mains du chirurgien et de l'aide le sont quelquefois, les compresses et la peau de la région opératoire le sont forcément et en sectionnant des tissus infectés vers les tissus sains, on inocule les surfaces de section.

Or, cette pratique est en contradiction formelle avec les principes généraux des tuberculoses locales. Toutes les fois que cela est possible, sans trop de dégâts, *on doit enlever un abcès froid ou une lésion bacillaire comme une tumeur, comme un kyste septique, sans l'ouvrir.* Telle est la doctrine actuelle, simple déduction logique de données très anciennement connues, et cependant d'application récente. Ainsi on fait aujourd'hui l'ablation d'une gomme tuberculeuse sous-cutanée, d'un paquet de ganglions bacillaires, d'un testicule tuberculeux. Pourquoi faire une exception dans la tuberculose articulaire ? Pourquoi enlever au genou, par exemple, une épiphyse cariée en contaminant la surface de coupe de l'os, dont la substance a vite fait de s'infecter ? Pourquoi ne pas tenter de faire une résection sans passer à travers les tissus fongueux ou même suppurants, au lieu d'enlever en bloc, en zone saine, les parties atteintes ? C'est l'idée qu'a eue M. Marion, professeur agrégé et chirurgien des hôpitaux de Paris, pour la résection dans la tuberculose du genou. Et il a imaginé un procédé qu'il a d'abord expérimenté sur le sujet et qu'il a réalisé déjà neuf fois sur le vivant dans des cas très graves, avec des résultats très bons.

Mais, comme il se trouve souvent qu'une idée a été émise avant le jour où on croit la découvrir, deux autres chirurgiens russes avaient déjà appliqué le même principe. En 1872, Wladimiroff avait, en effet, décrit dans sa thèse soutenue à Kazan, un procédé de résection extra-capsulaire. Plus récemment, Wolkowitch a fait, dans le *Wratch* de 1896, une communication sur le même sujet.

L'opération de Marion, c'est-à-dire la résection extra-articulaire du genou, a réalisé les espérances qu'il était permis d'en attendre : et l'on peut dire que, grâce à cette façon de procéder, les suites d'une résection de genou tuberculeux sont aussi simples que celles d'une résection orthopédique pour ankylose en flexion.

Notre éminent maître, M. le professeur Forgue, ayant au mois de novembre 1902 pratiqué cette opération, alors qu'il ignorait les travaux de M. Marion, nous a conseillé d'en faire le sujet de notre thèse inaugurale. Bien que nous ne puissions apporter aux observations de M. Marion qu'un seul fait inédit, celui que nous devons à la bienveillance de M. le professeur Forgue, nous pensons ne pas faire œuvre inutile en contribuant à vulgariser, dans notre milieu, une opération destinée à rendre des services.

Voici le plan de notre modeste travail :

Dans le premier chapitre, nous exposerons la technique opératoire du procédé de Marion.

Dans le deuxième chapitre, nous reproduirons la technique de Wolkowitch, telle qu'il l'a indiquée dans le *Wratch* 1896.

Dans le troisième chapitre, nous décrirons la technique de notre maître M. le professeur Forgue.

Dans le quatrième chapitre, nous montrerons les avantages et les inconvénients de ces procédés.

Notre dernier chapitre sera réservé aux conclusions.

Mlle Tompofolsky, notre condisciple, a bien voulu nous traduire le long et difficile article du *Wratch ;* nous sommes heureux de lui en témoigner toute notre gratitude.

CHAPITRE PREMIER

TECHNIQUE DE LA RÉSECTION DU GENOU SANS OUVERTURE DE L'ARTICULATION
(Procédé de Marion)

Avant de décrire les procédés de résection du genou sans ouverture de l'articulation, nous avons pensé qu'il serait utile de rappeler les grandes lignes du procédé classique. Il nous servira de point de comparaison pour apprécier les avantages et les inconvénients de la technique nouvelle.

Le principe de la méthode telle que nous l'a donné Ollier est le suivant : supprimer en dépassant largement les limites du mal, les segments osseux articulaires, extrémité inférieure du fémur, extrémité supérieure du tibia et même du péroné si c'est nécessaire ; assurer l'exacte coaptation des parties ainsi avivées de manière à obtenir une ankylose rectiligne.

Quant à la technique opératoire nous décrirons succinctement celle d'Ollier, telle qu'elle est exposée par Gangolphe dans le Traité de Chirurgie de Le Dentu et Delbet.

Procédé d'Ollier

Premier temps. — Inciser transversalement au-dessous de la rotule les parties antérieures du genou, dans une étendue de 8 à 10 centimètres, en pénétrant d'emblée dans l'articulation ; on coupe ainsi le ligament rotulien. L'incision ne doit pas être trop longue afin de ne pas dépasser les ligaments latéraux.

A chacune de ces deux extrémités ajouter une incision verticale de 7 à 8 centimètres qui se prolongera en bas, de manière à donner à l'ensemble la forme d'un H à branches inégales, les supérieures étant plus longues. Faire immédiatement deux incisions verticales de décharge, l'une externe de 4 à 5 centimètres, immédiatement au-dessus et en avant de l'insertion inférieure du biceps, l'autre interne de même étendue à travers la patte d'oie. On passe généralement entre le demi-membraneux et le demi-tendineux d'une part, le droit interne et le couturier d'autre part.

Deuxième temps. — Le lambeau antérieur étant relevé, saisir avec le davier-érigne la rotule et l'extirper en la dénudant au détache-tendon, de manière à conserver sa loge périostique qui contient le tendon du triceps. Procéder alors à l'extirpation du cul-de-sac synovial sous-tricipital à l'aide de ciseaux courbes mousses de préférence.

Troisième temps. — La cuisse fléchie, l'articulation baille en avant ; couper les ligaments latéraux et commencer à dissocier les ligaments latéraux à leur partie supérieure. Le bistouri délimite la partie saine du périoste et on détache en bloc la gaine périostique avec les attaches ligamenteuses qui se continuent avec elles au-dessus des condyles. La décortication terminée il ne reste plus qu'à donner un trait de scie perpendiculairement à l'axe du fémur. A ce moment, saisir l'extrémité du fémur avec un fort davier et faire protéger les parties molles à l'aide d'écarteurs.

Quatrième temps. — Dépérioster l'extrémité supérieure du tibia jusqu'aux parties saines. Saisir le plateau tibial avec un davier-érigne et le scier perpendiculairement au corps de l'os. Sectionner en même temps l'extrémité supérieure du péroné si les lésions sont très étendues.

S'il s'agit d'un foyer tuberculeux circonscrit, à limites précises, se contenter de l'extirper au couteau gouge et, après avoir trépané la face interne du tibia, drainer.

Le membre inférieur sera alors étendu ; on mettra les surfaces osseuses en contact, de manière à s'assurer de leur adaptation.

Cinquième temps. — On enlève alors la synoviale d'une façon très minutieuse, on use largement de la curette, du thermo-cautère pour détruire tous les diverticules fongueux ou purulents.

Il ne reste plus qu'à pratiquer la suture. Cette suture se fait par le procédé habituel avec des fils d'argent.

On passe à la suture de la peau et on place des drains. Pansement iodoformé et application d'un plâtre : on aura soin de tenir le pied élevé au moins à 45 degrés.

PROCÉDÉ DE MARION

L'opération comprend six temps :
1° Mise à nu de la face antérieure de l'articulation ;
2° Dissection du cul-de-sac postérieur ;
3° Section du fémur ;

4° Isolement de la face postérieure de l'articulation ;

5° Section du tibia ;

6° Réunion.

PREMIER TEMPS. — *Mise à nu de la face antérieure
de l'articulation.*

a) *Tracé du lambeau.* — Incision courbe classique à concavité supérieure, en passant autant que possible en dehors des trajets fistuleux, s'il en existe ; et comme la peau est toujours exubérante, dans ce dernier cas on comprend les fistules entre deux incisions courbes délimitant un lambeau en croissant, qui restera collé à la face antérieure de l'articulation.

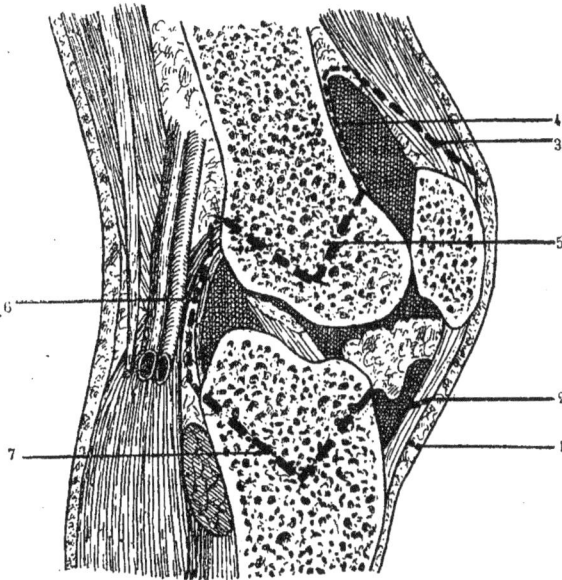

Fig. 1. — Schéma montrant la façon dont doit être enlevée l'articulation du genou sans l'ouvrir.

1. Section de la peau. — 2. Section du tendon rotulien. — 3. Section du triceps. — 4. Décollement du cul-de-sac synovial supérieur de la face antérieure du fémur. — 5. Section cunéiforme du fémur. — 6. Séparation de la face postérieure de l'articulation, des organes du creux poplité. — 7. Section en V du tibia.

Cette incision courbe doit avoir ses branches verticales remontant assez haut et assez en arrière afin de donner beaucoup de jour. Elle commencera donc à 2 ou 3 centimètres au-dessus d'un des condyles sur le tendon limitant de ce côté le creux poplité, descendra d'abord à peu près verticale, puis, parvenue au niveau de l'interligne articulaire, s'inclinera en s'arrondissant de façon à aller croiser la face antérieure de la jambe au niveau de la tubérosité antérieure du tibia, pour remonter ensuite de l'autre côté de façon symétrique.

b) *Relèvement du lambeau.* — Le lambeau cutané ainsi délimité est disséqué par sa face profonde aussi haut que possible, de façon à découvrir la limite du cul-de-sac supérieur indiqué plus ou moins nettement par une saillie. Ce lambeau, contrairement au lambeau classique, ne comprend que la peau (*fig. II*).

c) *Section du tendon rotulien.* — L'articulation mise à nu, on sectionne immédiatement le tendon rotulien à 1 centimètre environ de son attache tibiale et, du même coup, les aponévroses qui en partent de chaque côté ; le tendon est rejeté à la partie inférieure. Cette section permet de reconnaître l'extrémité supérieure du tibia sur lequel on peut déjà, au bistouri, sectionner horizontalement le périoste. Cette section constituera un point de

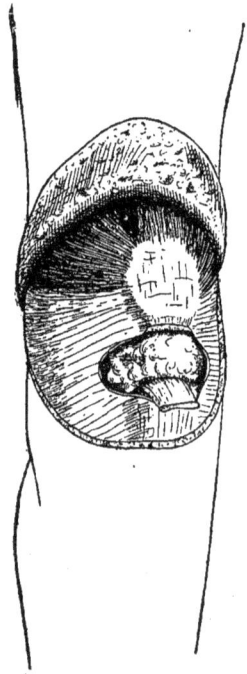

FIG. II. — Relèvement du lambeau cutané. — Section du tendon rotulien.

repère précieux, lorsqu'après libération de la face postérieure de l'articulation, on voudra scier le tibia. Faute
d'avoir ce point de repère, on serait exposé à libérer trop
ou trop peu l'articulation des éléments du creux poplité.

DEUXIÈME TEMPS. — *Dissection du cul-de-sac postérieur.*

a) *Section du triceps.* — La section du triceps est faite
au bistouri, au-dessus de la rotule, horizontalement, ou
suivant une courbe à concavité inférieure. Cette section
doit être pratiquée obliquement, de bas en haut et d'avant
en arrière, de façon à atteindre dans la profondeur le cul-
de-sac assez haut ; en effet, dans la partie inférieure, le
cul-de-sac adhère au triceps et en est assez difficilement
séparable (*fig. III*).

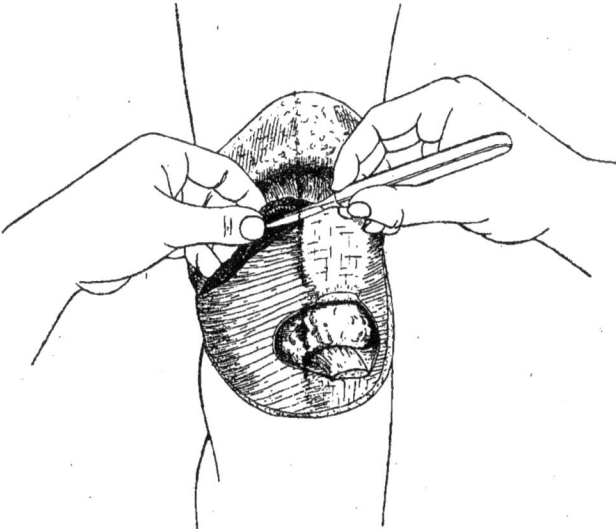

FIG. III. — Section du tendon du triceps et dissection du cul-de-sac
supérieur de la synoviale.

Ce temps est assez délicat : il faut arriver au plan de clivage qui sépare muscles et synoviale sans ouvrir cette dernière. Une fois le plan de clivage cellulaire trouvé, la séparation s'effectue de la façon la plus simple. Lorsque la séparation est effectuée jusqu'au niveau de la partie supérieure du cul-de-sac, un coup de bistouri transversal allant jusqu'au fémur, tranche les dernières attaches du muscle au cul-de-sac.

b) *Séparation du cul-de-sac de la face antérieure du fémur.* — La séparation de la face postérieure du cul-de-sac de la face antérieure du fémur est chose très facile. Le décollement s'opère avec le doigt ou un instrument mousse ; il est poussé aussi bas que possible jusqu'à l'insertion de la synoviale sur les condyles. Le cul-de-sac est alors saisi par une pince et attiré en bas.

TROISIÈME TEMPS. — *Section du fémur*

a) *Protection des organes du creux poplité.* — Avant de sectionner le fémur, il convient de séparer le périoste de l'os et de protéger les organes du creux poplité. Pour cela, un coup de bistouri est donné de chaque côté au ras de l'os, de façon à ouvrir les cloisons intermusculaires latérales ; puis le doigt est glissé au contact de la surface poplitée du fémur, isolant ainsi de l'os tout le contenu de l'espace. Une fois la séparation achevée, le doigt est remplacé par un écarteur qui va protéger les vaisseaux et les nerfs pendant la section du fémur (*fig. IV.*)

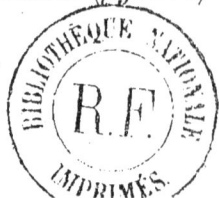

2

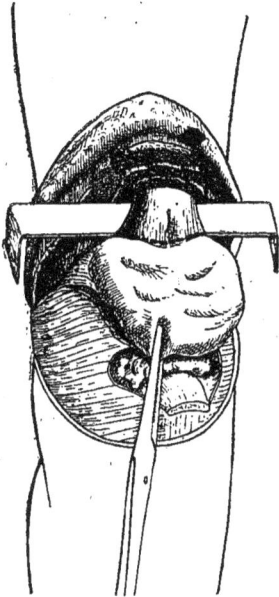

Fig. IV. — Le cul-de-sac supérieur et rabattu en avant; la face postérieure du fémur a été séparée des organes du creux poplité, et un écarteur est interposé qui protégera les organes pendant la section du fémur.

b) *Section du fémur*. — Pour faire cette section qui est cunéiforme, Marion se sert d'une scie à dos mobile, à lame étroite. On commence par sectionner la partie antérieure, en commençant immédiatement au-dessus de l'insertion de la synoviale et en dirigeant la scie vers le sommet des condyles. Arrivé à la moitié de l'épaisseur de l'os, on retire la scie et on l'engage derrière le fémur, devant l'écarteur, de façon à sectionner la partie postérieure de l'os d'arrière en avant. Naturellement, la scie est dirigée vers le sommet des condyles et, rencontrant le trait de section antérieure, achève la coupe.

QUATRIÈME TEMPS. — *Dissection de la face postérieure de l'articulation.*

a) *Ligne médiane*. — L'articulation ainsi séparée du fémur, est attirée en avant au moyen du davier, et la jambe étant fléchie sur la cuisse, elle présente au chirurgien sa face postérieure, qu'il va séparer des organes du creux poplité.

Sur la ligne médiane, un coup de doigt plongeant entre les condyles (*fig*. V) suffit à isoler les vaisseaux et les nerfs.

b) *Parties latérales.* — Sur les côtés, la libération se fait au bistouri, qui sectionne les aponévroses, les muscles demi-membraneux, jumeaux et poplité. La section

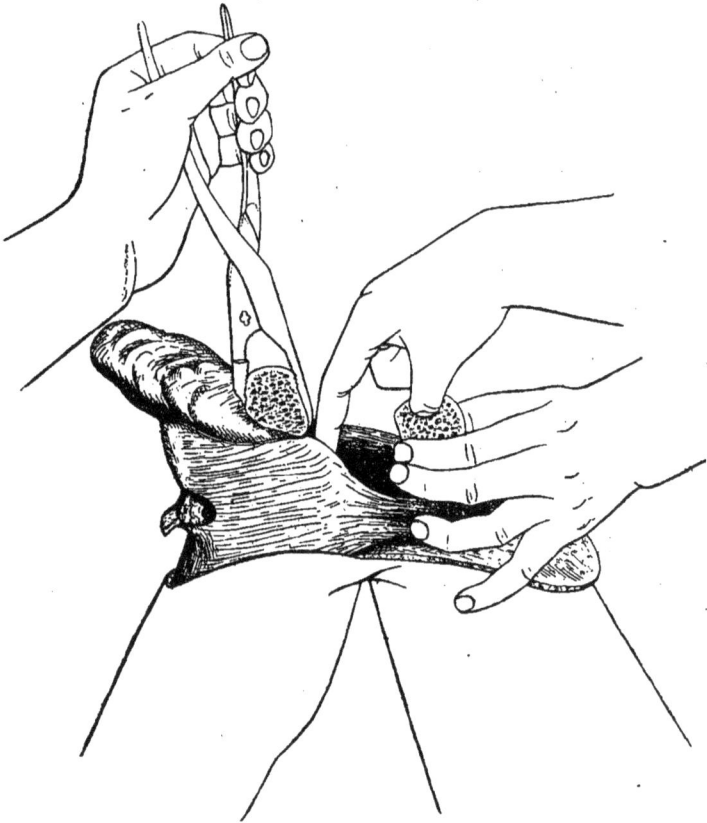

FIG. V. — Isolement des organes du creux poplité sur la ligne médiane au moyen du doigt pénétrant derrière l'articulation. — Sur les côtés, les fibres aponévrotiques et musculaires seront sectionnées au bistouri.

des jumeaux, qui s'attachent sur les condyles, doit être faite sans serrer de trop près l'articulation, afin de ne pas risquer de pénétrer dans l'articulation.

Pendant tout ce temps, il faut aller avec prudence et ne pas risquer d'aller, dans une échappée, léser les vaisseaux poplités.

La dissection est poussée en bas jusqu'à ce que l'on soit arrivé au niveau du trait de bistouri donné primitivement sur la face antérieure du tibia, trait qui devait servir de point de repère

CINQUIÈME TEMPS. — *Section du tibia*

Il ne reste plus, pour achever de détacher complètement l'articulation, qu'à opérer la section du tibia (*fig VI*).

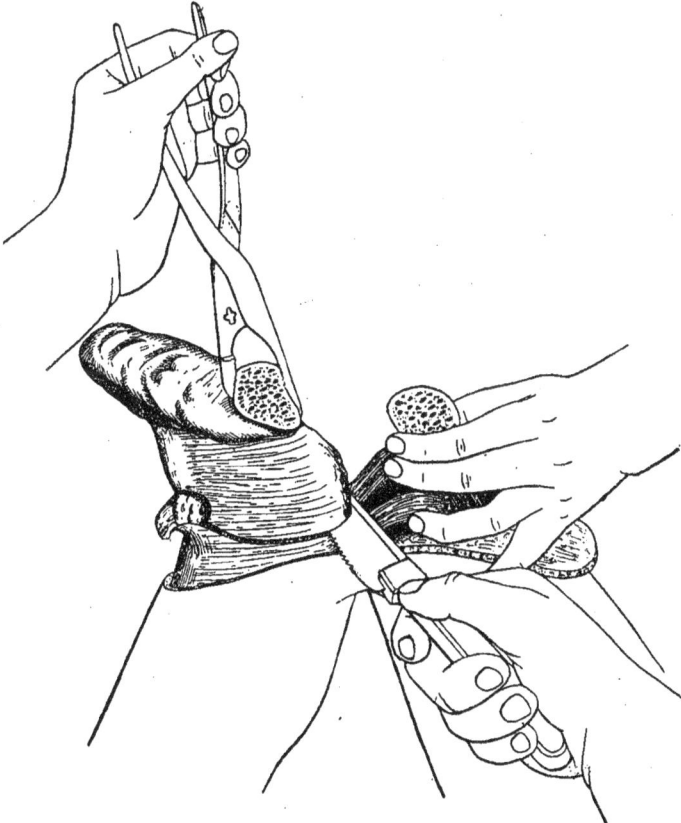

FIG. VI. — L'articulation étant complètement isolée en arrière le tibia est sectionné.

Comme pour le fémur, cette section s'effectue avec une scie à dos mobile.

On scie le plateau tibial d'arrière en avant et de haut en bas, puis d'avant en arrière et également de haut en bas, de façon à obtenir une section en V à concavité supérieure destinée à recevoir le coin fémoral.

SIXIÈME TEMPS. — *Réunion*

a) *Hémostase.* — La bande d'Esmarch est enlevée et les vaisseaux sont pincés et liés ; on ne saurait jamais trop parfaire l'hémostase. L'hémorragie en nappe et l'hémorragie provenant des surfaces osseuses seront arrêtées par un moment de compression.

b) *Accolement des os.* — Les deux os sont rapprochés et, grâce au mode de section, leur emboîtement assure une fixité suffisante. Il faut avoir soin de réunir par-dessus les os, à l'aide d'un surjet de catgut, les éléments fibro-musculaires attenant au fémur et au tibia ; en particulier, le tendon rotulien est réuni au tendon du triceps.

c) *Drainage.* — Comme toujours il persiste, malgré l'hémostase la plus soignée, un peu de suintement sanguin ; on place derrière les os, en avant des organes du creux poplité, un drain qui sort de chaque côté par une ouverture laissée à la plaie cutanée.

d) *Suture de la peau.* — La peau est suturée, sauf au niveau du passage des extrémités du drain.

Tels sont les différents temps du procédé de Marion, décrits par lui dans les Archives générales de médecine, février 1903. Pour les soins consécutifs, ils ne diffèrent

en rien de ceux qui sont de règle après la résection ordinaire. M. Marion pense que plus le premier pansement
est retardé, mieux cela vaut, et, à moins de douleurs
vives et de fièvre persistante, indices de la suppuration,
le premier pansement ne doit être fait que du vingt-cin-
quième au trentième jour ; c'est à cette époque qu'il enlève
le drain. L'immobilisation doit être maintenue rigoureu-
sement pendant plusieurs mois, même après consolidation complète. Elle doit être faite au moyen d'appareils
plâtrés, silicatés ou en cuir moulé. La chose la plus
importante dans le traitement consécutif d'une résection
du genou est l'immobilisation complète et prolongée.

CHAPITRE II

PROCÉDÉ DE WOLKOWITCH

En 1896, Wolkowitch, de Saint-Pétersbourg, publiait dans le *Wratch* un procédé de résection extra-capsulaire du genou. Ses travaux sont donc antérieurs à ceux de M. Marion, qui les ignorait. Sa technique diffère en bien des points de celle de M. Marion. Grâce à l'obligeance d'une de nos condisciples, nous avons eu la traduction de l'article du journal russe, et nous croyons utile d'en indiquer les passages les plus importants.

« La résection du genou par les procédés habituels se
» fait, dit Wolkowitch, de la façon suivante : on ouvre
» l'articulation et on résèque successivement les surfaces
» articulaires et la synoviale. Donc, dans les cas d'arthrite
» tuberculeuse, on est obligé de travailler dans le foyer
» même de la bacillose : d'où possibilité d'infecter la
» plaie au moment même de l'opération. D'autre part
» c'est un procédé très minutieux, très long, présentant
» de grandes difficultés surtout lorsqu'il s'agit d'enlever la
» partie postérieure de la synoviale.

» Dans le but d'obvier à ces inconvénients, *je fais, depuis*
» *deux ans, la résection du genou sans ouvrir l'articu-*
» *lation.* Dans ces conditions, je ne pratique pas la ré-
» section séparément pour les surfaces articulaires et

» pour la synoviale, j'enlève tout en bloc. On est ainsi
» plus sûr d'extirper toutes les parties malades Dans ce
» procédé j'enlève la rotule, car : 1° elle est très souvent
» atteinte, quelquefois même elle est le point de départ
» de la lésion ; 2° après la résection elle n'est d'aucune
» utilité.

» Quant à la ligne d'incision, je donne la préférence à
» celle de Textor (arciforme), car elle donne plus de
» jour. Je dois ajouter que mon incision est souvent en
» rapport avec la position des fistules, car j'ai pour prin-
» cipe de ne pas les curetter, mais de les extirper en ne
» laissant que du tissu sain.

» Je commence l'opération par l'extirpation des fistu-
» les ou de la peau atteinte ; autant que possible les in-
» cisions exigées par ce premier temps sont dirigées de
» telle façon qu'étant complétées, elles puissent me ser-
» vir pour ma résection ; je fais cependant exception
» pour les fistules situées en arrière.

» Donc, après avoir fait l'incision à convexité inférieu-
» re, je relève le lambeau en haut, et je sectionne la
» partie inférieure du quadriceps crural pour arriver à la
» partie supérieure de l'articulation. Cette incision va
» d'un condyle du fémur à l'autre, et coupe les ailerons de
» la rotule. L'incision traverse le tendon du quadriceps à
» une distance d'au moins 2 cent. 1|2 au dessus de la
» rotule, parce que plus bas la paroi antérieure du cul de-
» sac supérieur est encore adhérente au tendon. De cha-
» que côté du tendon, où les faisceaux musculaires du
» vaste interne et du vaste externe descendent plus bas,
» l'incision se rapproche de l'interligne articulaire.

» On relève en haut la lèvre supérieure de l'incision,
» de façon à arriver à la partie supérieure du cul-de-sac.
» La face postérieure du cul-de-sac, est alors facilement

» séparée du tissu cellulaire lâche sur la face antérieure
» du fémur. On l'isole ainsi jusqu'à l'endroit où commence
» le cartilage articulaire.

» On scie alors le fémur perpendiculairement à son
» axe. Le bruit spécial que fait la scie quand elle arrive
» au bout de sa course, la sensation de moindre résis-
» tance, guident l'opérateur dans la section de l'os.

» Une fois l'os scié, on le détache à l'aide de ciseaux
» tenus fermés. Le trait de scie correspond, en avant et
» en arrière, à la ligne d'insertion de la synoviale. Il arrive
» quelquefois que la section ayant été pratiquée trop bas,
» l'insertion postérieure de la synoviale se trouve au-
» dessus d'elle, et alors l'incision tombe dans l'articulation.
» Dans ce cas, pour que l'insertion de la synoviale sur le
» fémur soit comprise dans les parties réséquées, j'agis
» de la manière suivante : après avoir scié le fémur comme
» je l'ai indiqué précédemment, à 1 centimètre ou 1 cen-
» timètre et demi du bord postérieur du fragment supé-
» rieur du fémur, je donne un trait de scie complémentaire,
» dirigé en haut et en arrière. C'est surtout chez les en-
» fants que cette technique peut rendre des services.
» Chez eux, il est bien évident que l'on doit, autant que
» possible, ne pas dépasser la ligne diaphyso-épiphysaire.
» Pour être sûr de respecter le cartilage de conjugaison,
» on peut, sans renoncer à la résection extra-articulaire,
» scier le fémur quelques millimètres plus bas.

» Ce temps fait, je passe au tibia. Mon incision, qui
» va jusqu'à l'os, porte à un travers de doigt plus bas que
» le bord antérieur du plateau tibial : je coupe l'aponé-
» vrose, les ligaments latéraux et le tendon rotulien. Ici,
» on ouvre la bourse séreuse, qui, en général, ne commu-
» nique pas avec l'articulation ; néanmoins, il est préfé-

» rable de l'extirper avec le bout restant du tendon
» rotulien.

» Au niveau de l'incision, on scie l'os perpendiculaire-
» ment à son axe. Cette section ne tombe jamais en ar-
» rière dans l'articulation, parce qu'à ce niveau l'insertion
» de la synoviale est rapprochée du bord de la surface
» articulaire. Chez les enfants, pour conserver le carti-
» lage épiphysaire, on peut, au moins sur une étendue
» considérable, faire la section encore plus haut, c'est-à
» dire plus près de la surface articulaire de l'os.

» Entre ces deux traits de scie, nous avons l'articula-
» tion qui ne tient que par la partie postérieure de la cap-
» sule ; on fléchit autant qu'il est possible la jambe sur
» la cuisse, et il ne reste plus qu'à la libérer complète-
» ment.

» L'articulation enlevée, il reste une grande plaie limi-
» tée en haut et en bas par les surfaces osseuses résé-
» quées du fémur et du tibia. En arrière, on a un pont
» épais constitué par les parties molles ; les vaisseaux du
» creux poplité n'ont pas souffert, leur gaine est restée
» intacte ; sur les côtés, on voit les muscles jumeaux et,
» du côté interne, le tendon du demi-membraneux.

« En résumé, l'opération comprend les temps suivants :
» 1° Section cutanée et taille du lambeau ;
» 2° Section du bout inférieur du quadriceps et déga-
» gement du cul-de-sac supérieur de l'articulation ;
» 3° Section du bout articulaire du fémur ;
» 4° Section des parties molles au niveau du tibia et
» section de ce dernier ;
» 5° Ablation de toutes les parties atteintes de l'articu-
» lation.

» Quant au reste de l'opération, elle ne présente rien
» de particulier ; je fais la suture osseuse à l'aide d'un

» grand clou arciforme à quatre facettes. La plaie est
» largement saupoudrée avec de l'iodoforme et je fais des
» sutures peu nombreuses. Je place des drains courts
» aux extrémités de la plaie. Par-dessus le pansement
» j'applique un appareil plâtré. L'opération est faite sans
» la bande d'Esmarch.

» J'emploie ce procédé non seulement dans les cas
» d'arthrites tuberculeuses, mais encore dans toutes les
» affections nécessitant la résection du genou.
» Des 14 malades que j'ai opérés, 10 étaient atteints
» de tuberculose articulaire, 3 de déformation du genou
» par luxation du tibia en arrière et 1 d'ostéomyélite de
» l'extrémité supérieure du tibia. »

D'après la description du procédé tel que l'emploie Wolkowitch, nous pouvons conclure que le principe et le
manuel opératoire sont à peu près identiques à ceux de
M. Marion. Mais la technique de M. Marion est certainement préférable, car elle permet de pouvoir disséquer la
paroi postérieure de l'articulation avec plus d'aisance et
plus de facilité.

Le reproche que l'on pourrait adresser à M. Wolkowitch
est de ne pas protéger suffisamment les organes poplités
pendant la section du fémur ; de plus, d'interdire toute
restauration fibreuse au-devant de l'articulation ou plutôt
du cal futur, en détruisant complètement le bout inférieur
du tendon rotulien.

CHAPITRE III

PROCÉDÉ DE FORGUE

Incision de Langenbeck, interne, commençant un peu au-dessous de la tubérosité tibiale antérieure, longeant le côté interne du ligament rotulien, suivant le bord interne de la rotule, puis se prolongeant en haut jusqu'à trois bons travers de doigt au-dessus de l'angle rotulien interne en incisant sur le côté interne du tendon tricipital. C'est l'incision que M. le professeur Forgue juge suffisante et commode pour l'exploration du genou, pour l'arthrectomie synoviale ou osseuse si l'on s'en tient à ces interventions, pour la résection typique du genou, si elle devient nécessaire. A la condition de remonter assez haut en incisant à fond les fibres du vaste interne, et d'entamer en bas les fibres les plus internes du ligament rotulien, il est facile, à la faveur de la flexion du genou, de luxer en dehors la rotule, face articulaire renversée en dehors, et de découvrir largement la face antérieure de la jointure. En désinsérant les ligaments interne et externe sur les faces correspondantes des condyles fémoraux et du tibia, en déjetant fortement en dehors et en arrière la lèvre interne ostéo-tendineuse, véritable jugulaire composée par le tendon tricipital et son os sésamoïde la rotule, en faisant ériger solidement d'autre part, avec des écarteurs de

Wolkmann, la lèvre externe, on arrive à dégager les extrémités fémorale et tibiale sur leurs trois faces antérieure, externe et interne.

La rotule ainsi exposée, face articulaire retournée, se montre envahie par d'abondantes fongosités ; mais il est possible de les ébarber aux ciseaux et de constater que les lésions sont superficielles ; ainsi se détermine-t-on à la conserver. En revanche, les extrémités articulaires du fémur et du tibia sont gravement atteintes, surtout dans la partie interne de la jointure ; dans le travail de décortication, un foyer caséo-purulent volumineux a été ouvert par la rugine au niveau du condyle interne du fémur. De plus, d'abondantes fongosités, en voie de ramollissement et baignées par du pus, comblent l'échancrure intracondylienne et bourrent l'interligne.

M. Forgue, ignorant les tentatives antérieures faites dans le même sens, a l'idée de procéder à une excision en bloc des deux extrémités articulaires sans ouverture de la jointure, de façon à diminuer les risques d'auto-inoculation en évitant l'incision et les manipulations de l'abondant foyer fongo-caséeux intra-synovial. C'est une application, nous dit-il, à ce moment de la méthode générale qui évite les fragmentations des tissus septiques ou capables d'inoculation et qui cherche à réaliser l'ablation close de ces parties : telles l'extirpation en bloc de la mamelle cancéreuse et de ses propagations ganglionnaires ; telle l'ablation à l'état de poche fermée du rectum cancéreux.

La réalisation de ce plan ne va pas sans quelque difficulté d'exécution. M. Forgue fait accentuer encore la traction en arrière des deux lèvres interne et externe de l'incision et, par des coups de rugine contournant les condyles fémoraux et tibiaux, amorce en dehors et en dedans la décortication. Ceci fait, et les écarteurs repoussant fortement en arrière ces parties fibreuses qu'ils ont chargées sur chaque lèvre, M. Forgue réussit, au moyen d'une longue rugine droite, suivant très attentivement la face postérieure des condyles, à dénuder cette face et à libérer le ligament postérieur et les chairs poplitées. Dès lors, un tube de caoutchouc est passé, avec la pince, en arrière de l'os et tend à écarter les parties molles du creux poplité. Quelques coups de rugine, poussés attentivement contre l'os, accentuent assez cet écartement pour qu'il paraisse possible, dès lors, de procéder au sciage des extrémités osseuses, sans péril pour les vaisseaux. La jambe étant tenue en flexion à angle droit, bien maintenue à deux mains par un aide, M. Forgue scie le tibia perpendiculairement, en direction transversale exacte, d'avant en arrière : au moment d'arriver à la face postérieure de l'os, il arrête la scie, la retire et achève la section, avec le large ciseau de Macœwen, par quelques coups de maillet prudemment appliqués. La tranche supérieure de l'extrémité tibiale est saisie dans un davier de Farabœuf, cela donne de la commodité pour libérer de quelques coups de rugine la face postérieure de l'extrémité inférieure du fémur ; celle-ci est sciée de même transversalement, à près de 3 centimètres de l'interligne, et la section est achevée par quelques coups de ciseaux de Championnière.

Rapprochement des deux tranches osseuses ; deux drains sont passés, en arrière, sur les côtés interne et externe de la jointure. Le lambeau externe est rabattu en avant et suturé par des crins, prenant en pleine épaisseur la peau, les muscles et les plans tendineux.

Observation Première

Recueillie par M. Abadie, chef de clinique de M. le professeur Forgue

G. M... V.., âgée de 36 ans, née à Rivière, sœur du Rosaire.

Entre à l'hôpital le 30 octobre 1902 pour tuberculose du genou.

Antécédents héréditaires. — Père mort de fluxion de poitrine. Mère bien portante.

Antécédents personnels. — Fièvre typhoïde à 15 ans.

Le début de la maladie remonte à 16 ans environ. A cette époque la malade constate une tuméfaction progressive mais très lente du genou droit: sans phénomènes douloureux, sans gêne de la marche. L'augmentation du volume du genou reste stationnaire ou augmente très peu, pendant 4 ou 5 ans. Après les fatigues un peu marquées, la malade a une raideur légère de la jambe et une enflure périmalléolaire passagères.

Les douleurs, d'abord peu accentuées, n'apparaissent que 4 ans environ après l'apparition des premiers symptômes. Le genoux est volumineux. Le médecin, consulté, applique des pointes de feu et immobilise l'articulation dans un plâtré ; ce plâtré est gardé pendant six mois. Le médecin veut le replacer, mais la malade, que l'immobilisation a soulagée, s'y refuse.

Peu à peu, les douleurs deviennent vives, se produisant par crises, surtout la nuit. La douleur empêche la malade de remuer la jambe, la raideur s'accentue. Entre temps la malade fait une saison à Balaruc, sans résultats.

Un an après le premier appareil plâtré, on en place un second qui n'est supporté que quatre mois. Puis la malade laisse l'appareil plâtré et change... de médecin. Le deuxième médecin n'est pas plus écouté que le premier. Et ainsi jusqu'à 9 !

A ce moment-là, c'est-à-dire il y a deux ans, la malade, depuis six ans, ne se servait plus de sa jambe, absolument enraidie, partiellement ankylosée et dont tous les mouvements étaient douloureux.

Depuis quatre ans, le genou est ankylosé en légère flexion, il est très globuleux et porté en dedans ; il y a inclinaison latérale externe de la jambe, aucun mouvement n'est possible. Le neuvième et avant-dernier médecin applique des pointes de feu et immobilise l'articulation.

Enfin, dernière étape, elle entre à l'hôpital Saint-Éloi.

A son entrée dans le service de M. le professeur Forgue, la malade présente un genou notablement globuleux, porté en dedans par flexion légère et abduction de la jambe sur la cuisse. La cuisse, très atrophiée, se renfle au niveau du genou, la jambe est également très diminuée.

L'ankylose est presque complète.

La malade est opérée le 3 novembre 1902. On résèque 6 centimètres de l'articulation.

Examen de la tumeur. — A l'ouverture on trouve toute la jointure remplie de fongosités ; dans le condyle interne du fémur on trouve un gros foyer fongo-caséeux. La surface articulaire de ce condyle est complètement dépouillée de cartilage, il n'en reste qu'une portion de la grandeur d'une pièce de cinquante centimes. Tout le reste de la surface est cerné par une nappe fongueuse d'une épaisseur de 3 à 4 millimètres. Mêmes altérations sur la surface du condyle interne du tibia, où la surface spongieuse de l'os est directement mise à nu. Le condyle externe du fémur présente sur sa surface articulaire une perte de substance en cuvette, remplie de tissu fongo-caséeux. La même disposition se retrouve sur la surface articulaire du condyle externe du tibia qui est creusée, dans toute son étendue, par une excavation caséeuse de plus d'un centimètre d'épaisseur.

Les suites de l'opération furent des plus simples : un mois après l'opération on put enlever les drains, la plaie étant presque cicatrisée. Seul le drain de l'orifice externe donnait encore quelques gouttes d'un liquide muco-purulent.

A l'heure actuelle le membre est presque complètement ankylosé ; on constate que la jambe est en très légère abduction. L'état général est satisfaisant, la malade doit quitter l'hôpital dans quelques jours et pourra marcher à l'aide de béquilles.

Observation II

(Marion. — *In* Archives générales de Médecine, 1903)

J... Jules, 28 ans. coutelier, est entré le 3 juillet 1898 à l'Hôtel-Dieu, salle Saint-Landry n° 25, pour une tuberculose du genou, gauche limitée à la rotule. Au mois de juillet, M. Delbet pratique un grattage de la rotule. Cette opération fut insuffisante, car au mois d'octobre lorsque je repris le service, le malade avait une tuberculose nettement articulaire avec fongosités dans les culs-de-sac ; il avait conservé à la partie antérieure de son genou une fistule par laquelle on arrivait dans l'articulation à travers la rotule perforée.

Le malade était dans un état de santé assez mauvais; aussi, en raison des lésions locales aussi bien que de l'état général, je résolus de recourir à une résection. Celle-ci fut faite le 7 novembre : Résection sans ouverture de l'articulation ; section transversale du fémur et du tibia, suture osseuse au fil d'argent. Drainage par un drain transversal placé en arrière du fémur.

3

Dans la nuit qui suivit l'opération une hémorragie se produisit qui amena l'interne de garde, sans me prévenir, à rouvrir la plaie et à la tamponner.

Dans les jours suivants la suppuration s'établit, qui, grâce à un drainage très large, ne détermina que des accidents locaux. Mais deux mois après l'opération, la suppuration existait encore, la consolidation était nulle, l'état général du malade s'aggravait, si bien que je me décidai à pratiquer l'amputation de la cuisse le 22 janvier 1899.

Le malade sortit de l'hôpital parfaitement guéri, avec un état général un peu amélioré ; mais il revenait au mois de juillet, 1899 avec une laryngite tuberculeuse à laquelle il succombait peu de temps après dans le service de médecine où il était entré.

Observation III

(Id.)

P .. Jean, 25 ans, cordonnier, est entré à l'Hôtel-Dieu, salle Saint-Landry n° 8, le 9 octobre 1899, pour une tuberculose du genou gauche, ayant déterminé une flexion à angle droit de la jambe sur la cuisse. L'extrémité inférieure du fémur est extrêmement volumineuse et présente des points très douloureux.

Je pratique la résection le 13 octobre : résection sans ouverture de l'articulation, section transversale du fémur immédiatement au-dessus des condyles ; mais je dus pratiquer une nouvelle section, car le foyer tuberculeux remontait plus haut que le niveau de la première. Le tibia fut sectionné à 1 cent. 1/2 de son extrémité supérieure, il ne présentait aucune lésion.

Les suites opératoires furent des plus simples. Le drainage ne fut enlevé qu'au bout de vingt-cinq jours au moment du premier pansement.

Le malade sortait complètement guéri, avec un membre solide le 5 mars 1900. Il avait un raccourcissement de 9 cent. compensé partiellement par l'abaissement du bassin, partiellement par un soulier à semelle épaisse. Il marchait sans boiter d'une façon notable.

L'ouverture de l'articulation enlevée montra qu'il existait des fongosités, du pus et un foyer tuberculeux fémoral ayant gagné la partie inférieure de la diaphyse. Le tibia était intact.

Observation IV

(Id.)

E... Jean Vincent, 19 ans, domestique, est entré à l'Hôtel-Dieu, salle Saint-Landry, n° 32, le 22 octobre 1899, pour une tuberculose du genou droit ayant débuté deux ans auparavant. Le malade m'était envoyé par mon ami M. Griffon, alors interne de M. le prof. Dieulafoy Il avait été soigné en Bretagne, par le repos et l'immobilisation, mais sans résultat. Les lésions apparaissaient au premier abord comme devant être très étendues aussi bien du côté du tibia que du côté du fémur.

Je fis la résection sans ouverture de l'articulation le 3 novembre : section du fémur en coin, section du tibia en V à concavité supérieure, pour s'adapter au coin fémoral. Comme l'écoulement du sang après l'enlèvement de la bande d'Esmarch fut très minime, je ne pratiquai aucun drainage. Pas de suture osseuse.

Les suites opératoires furent des plus simples. Le premier pansement ne fut défait qu'au trentième jour. La plaie était complètement cicatrisée et les os déjà un peu solides Le membre fut remis dans un plâtre.

A partir de ce moment le malade ne souffrait plus, enlevait de temps en temps son appareil, malgré tout ce que je pus lui dire, afin de juger, disait-il, des progrès de la consolidation. Avec une telle méthode le résultat était inévitable ; au troisième mois, la consolidation n'avait fait aucun progrès. Le malade demanda alors à quitter l'hôpital.

Muni d'un appareil en cuir moulé, lui maintenant la jambe, il partit le 11 mars 1900, conservant de la mobilité dans le sens antéropostérieur sans mobilité latérale ; il marchait parfaitement avec un soulier à semelle surélevée. Son raccourcissement était de 7 cent.1/2.

L'articulation enlevée, ouverte, apparaissait remplie de fongosités, deux foyers tuberculeux existaient dans le fémur. La section avait passé à 1 cent. du plus profond. Du côté du tibia il n'existait qu'une ulcération superficielle.

Depuis son départ, j'ai eu à plusieurs reprises des nouvelles du malade par M. Griffon. Rentré dans son pays, il avait repris son métier de garçon de ferme, il n'avait pas consolidé sa pseudarthrose, mais il n'était nullement gêné grâce à un appareil à tuteurs latéraux.

Au mois de novembre 1902, trois ans après l'opération, M. Griffon me dit que dans les derniers temps il s'était formé une fistule superficielle sur laquelle il n'a pu, du reste, me donner de détails. Le malade continuait du reste son métier.

Observation V

(ld.)

P... Jacques, 39 ans, entré à l'Hôtel-Dieu, salle Saint-Landry, n° 1, le 4 novembre 1899. Ce malade, porteur d'une tumeur blanche très ancienne du genou droit, soignée et améliorée au point d'avoir été considérée par lui comme guérie, avait été repris, dans les jours qui avaient précédé son entrée à l'hôpital, d'une douleur très vive dans le genou malade, incomplètement ankylosé. En même temps étaient apparus du gonflement et de la fièvre. La température à son entrée oscillait entre 39° et 40°.

Le malade présentait donc tous les symptômes d'une arthrite aiguë ; il n'avait pas de blennorragie, n'avait pas eu de maladie infectieuse précédemment, si bien que malgré la rareté du fait, étant donné les antécédents, je pensai à une arthrite tuberculeuse aiguë.

Le membre douloureux fut placé dans un plâtre, mais, les accidents douloureux et fébriles continuant, le 11 novembre je pratiquai la résection du genou.

Celui-ci fut enlevé sans avoir été ouvert : section cunéiforme du fémur, section du tibia en V. — Pas de suture osseuse ; drainage.

A la suite de l'intervention la température tomba immédiatement et ne reparut plus.

La guérison s'effectua très simplement et le malade sortit complètement guéri et consolidé le 18 mai 1900.

Le raccourcissement était de 8 centimètres.

L'articulation enlevée et ouverte était remplie de pus, la synoviale avait disparu dans les culs-de-sac supérieurs et latéraux ; ce qui en restait était tapissé de petites granulations. En outre, il existait dans un des condyles du fémur une caverne remplie de pus, de fongosités et d'un séquestre.

Le malade revint me voir à la consultation de l'Hôtel-Dieu en février 1902, pour une petite tuméfaction douloureuse qui s'était développée lentement au-dessus de la cicatrice de la résection. J'ouvris cette tuméfaction qui contenait du pus ; elle guérit sans incident. A ce moment la jambe était parfaitement solide ; mais depuis quelques mois le malade avait été pris d'agoraphobie : tant qu'il marchait sur le trottoir il était solide et avançait sans hésitation, mais aussitôt qu'il s'agissait de traverser une place il était pris de frayeurs telles qu'elles « lui coupaient les jambes » suivant son expression, et souvent il tombait.

Observation VI

(id.)

S... Emile, 35 ans, garçon de café, est entré à l'Hôtel-Dieu, salle Saint-Landry, nº 2, le 28 octobre 1899, pour une tuberculose de l'articulation du genou gauche.

L'affection a débuté il y a quatre mois par des douleurs ; le malade a continué son travail jusqu'à son entrée à l'hôpital. Actuellement l'affection est caractérisée par une tuméfaction de toute son articulation due à du liquide et à des fongosités, et par un point douloureux au niveau du condyle fémoral interne. Le malade n'a jamais été traité ; l'état général est excellent.

Le malade est alors mis dans un plâtre, et traité par les pointes de feu et la compression.

Au mois de janvier, l'affection s'était plutôt aggravée, malgré le traitement ; je décide de pratiquer la résection.

Celle-ci est faite le 30 janvier ; l'articulation fut enlevée sans avoir été ouverte. Section du fémur en coin, du tibia en V. Pas de suture, drainage.

Les jours suivants, élévation notable de température qui m'oblige à défaire le pansement ; malgré le drainage un hématome s'est formé à la partie antérieure, et cet hématome est en voie de suppuration. Je désunis la plaie en un point.

Malgré cette suppuration, la guérison s'effectua sans incident et le malade sortit complètement guéri et consolidé le 3 août 1900.

Le raccourcissement était de 6 centimètres.

L'articulation ouverte était remplie de séro-pus et de fongosités ; le condyle interne était creusé d'une cavité grosse comme une noix, au-dessus de laquelle la section avait passé à quelques millimètres.

Observation VII

(id.).

G... Eugène, 21 ans, garçon marchand de vins, est entré à l'Hôtel-Dieu, nº 5, salle Saint-Landry, le 4 décembre 1899, pour une tumeur blanche de l'articulation du genou gauche. L'affection avait débuté deux mois auparavant ; il avait été mis immédiatement au repos et aux pointes de feu, mais non à l'immobilisation.

A son arrivée, il présentait une tumeur blanche bien caractérisée du genou avec fongosités dans les culs-de-sac et points douloureux sur le tibia et sur le fémur ; étant donné son âge, je pensai que l'immobilisation pourrait donner un résultat favorable ; le membre fut donc mis dans un plâtre et traité à nouveau par les pointes de feu et la compression.

L'état général est bon, cependant le malade toussait un peu.

Au commencement de février 1900, l'amélioration étant nulle et l'état général moins bon, la résection fut chose décidée.

Elle fut pratiquée le 14 février. *Je dus, pour enlever l'articulation, passer à travers un cul-de-sac rempli de fongosités ; ce cul-de-sac se prolongeait jusqu'au milieu des muscles du mollet. Il s'agissait du prolongement poplité de la synoviale, extrêmement développée et envahie par des lésions tuberculeuses. Je ne pus extraire ce cul-de-sac et je dus me contenter de le curetter.*

Les suites immédiates furent excellentes, tout paraissait marcher à souhait ; cependant il persista une fistule intarissable sur le côté interne, fistule allant se perdre au milieu des muscles du mollet.

Le malade ne quitta pas l'hôpital ; au mois d'octobre les os étaient solides, le malade se levait et marchait avec un appareil plâtré, mais la fistule persistait toujours et l'état général du malade était des plus médiocres. Les lésions tuberculoses pulmonaires avaient fait de grands progrès et primaient de beaucoup la situation. Elles finirent par emporter le malade au mois de janvier 1902.

A l'ouverture de l'articulation enlevée on vit que les lésions étaient surtout synoviales, il existait seulement quelques ulcérations des surfaces articulaires. La longueur des parties réséquées était de 6 cent. 1/2.

Observation VIII

(id.)

V. . Achille, vingt-deux ans, confiseur, est entré à l'Hôtel-Dieu, salle Saint-Landry, n° 8, le 2 juin 1902, pour une tuberculose de l'articulation du genou droit. Il avait déjà, en 1900, été soigné à l'Hôtel-Dieu pour la même affection et traité par l'immobilisation et les pointes de feu ; il avait pu quitter l'hôpital très amélioré.

Mais après une trêve de huit mois, la douleur et le gonflement reparurent, et un abcès s'ouvrit qui, après avoir suppuré pendant quatre mois, se ferma spontanément.

Le malade patienta encore pendant quelques mois, mais la douleur augmentant encore, l'amaigrissement et l'atrophie des muscles de la jambe devenant considérables, il se décida de nouveau à entrer à l'Hôtel-Dieu en juin 1902.

A son entrée, l'affection est caractérisée par une tuméfaction considérable de l'articulation, des points douloureux très nets au niveau des extrémités osseuses. L'état général est assez précaire ; le malade cependant ne tousse pas.

Je pratiquai la résection le 5 juin. Section cunéiforme du fémur, section en V du tibia, pas de suture osseuse, drainage.

La guérison s'effectue très simplement. Le premier pansement fut fait le vingt-deuxième jour. A cette époque la plaie était totalement cicatrisée, sauf au niveau des orifices de sortie des drains, et la consolidation était en bonne voie.

Le malade quitta l'hôpital complètement guéri le 17 octobre 1902.

J'ai revu le malade à la consultation de l'Hôtel-Dieu au milieu de décembre ; il venait me montrer que son membre était absolument solide et qu'il pouvait marcher sans boiter sensiblement grâce à une chaussure spéciale. Son raccourcissement était de 8 centimètres.

Observation IX

(id.).

F... Edouard, 24 ans, comptable, est entré à l'Hôtel-Dieu, salle Saint-Côme, n° 24, le 15 juillet 1902, pour une tumeur blanche du genou. Remplaçant M. Lucas-Championnière, je suis appelé à m'occuper du malade dont voici l'histoire. En 1899, pendant son service militaire, il est atteint d'hydarthrose et envoyé à l'hôpital militaire. Il en sort non guéri mais, un peu amélioré par le repos et la compression. En mars 1900, il consulte M. le professeur Demons, de Bordeaux, qui, constatant l'état du genou, propose d'emblée la résection. Le malade s'y refuse et se fait soigner d'une façon irrégulière. En 1902 il va revoir le professeur Demons qui, cette fois, devant l'aggravation des lésions, conseille l'amputation refusée encore par le malade. Celui-ci vient alors à Paris et entre à l'Hôtel-Dieu.

Lorsque je vois le malade, le genou droit est énorme, rempli de liquide et de fongosités; la jambe est en demi-flexion sur la cuisse ; les moindres mouvements sont extrêmement douloureux ; le malade appréhende même de voir la main se poser sur son genou. L'exploration fait reconnaître une augmentation considérable de l'extrémité inférieure du fémur, augmentation remontant jusqu'à l'union du 1|3 inférieur avec les 2|3 supérieurs de l'os. Ce sont évidemment ces lésions qui ont engagé M. Demons à proposer l'amputation.

Le malade est décidé à se laisser faire quelque chose, mais il voudrait conserver sa jambe ; je lui propose donc de l'endormir, de voir si une résection est possible, sinon de faire l'amputation.

J'opère le malade le 5 août. Je pratique la résection du genou sans ouverture de l'articulation. Section cunéiforme du fémur, section en V du tibia. Je prends soin de faire passer la section fémorale assez haut. Constatant après l'enlèvement de l'articulation que le fémur malgré son augmentation de volume paraît sain, je m'en tiens à la résection.

Drainage. Sutures.

L'articulation était profondément atteinte, il y avait une destruction des cartilages osseux, des lésions tuberculeuses des condyles fémoraux et du plateau tibial Les lésions tuberculeuses fémorales étaient surtout en surface et peu en profondeur ; l'épaississement du fémur à sa partie inférieure était le fait d'une périostite de voisinage, mais en apparence non tuberculeuse.

Dans les jours suivants, il y a de la fièvre persistante, un peu de douleur, j'enlève le pansement et constate que la plaie suppure. Pansements en conséquence qui, peu à peu, ont raison de cette suppuration.

Lorsque je rendis le service à M. Championnière au mois d'octobre, je fis passer le malade dans le service voisin de M. Duplay dont j'étais alors chargé. Le 31 octobre il persistait deux fistules, je fis une exploration sous chloroforme et constatai qu'il existait au centre des os déjà solide, un séquestre enclavé. Je résolus d'attendre après avoir brisé le séquestre de façon à en faciliter la sortie ou l'extraction ultérieure.

Au mois de décembre les fistules persistent ; j'endors de nouveau le malade le 25 décembre et *constate à ce moment que la consolidation est absolue*. Je sortais du creux poplité trois séquestres qui entretenaient les fistules. Celles-ci n'ont pas l'aspect de fistules tuberculeuses, et sont le fait des séquestres.

Au 1er février 1903, les fistules sont complètement fermées et le malade se prépare à aller à Vincennes.

Observation X

François L..., 19 ans, est entré le 29 août 1902, salle Saint-Landry n° 25, pour des douleurs dans le genou droit. Depuis un an environ, il a de temps en temps des poussées d'hydarthrose dans ce genou,

mais dans ces derniers mois le genou reste gros et douloureux con-
tinuellement. A son entrée, il est facile de reconnaître qu'il s'agit
d'une tumeur blanche développée chez un sujet tuberculeux avec
un état général précaire.

C'est l'état général plutôt que les lésions médiocrement avancées
de l'articulation qui me décident à pratiquer d'emblée la résection
plutôt que de tenter une immobilisation prolongée qui ne pourrait
qu'aggraver cet état.

Je pratique la résection le 1er septembre.

Les suites furent des plus simples ; j'enlevai le premier pansement
le septième jour parce que le malade présentait une légère élévation
de température le soir ; la plaie est absolument aseptique, j'enlève
les fils et le drain. Au trentième jour la réunion était complète.

Le 29 décembre le malade vient à la consultation me montrer sa
jambe, car il va partir pour la campagne. A ce moment il existe encore
une très légère mobilité dans le sens antéro-postérieur, mais aucune
mobilité latérale ; il peut s'appuyer sur son membre sans souffrir
aucunement. Il continuera à porter un appareil en cuir moulé, lui
immobilisant encore le membre.

Raccourcissement : 6 cent. 1/2.

L'articulation ouverte montra des lésions en apparence peu accentuées ; il existait du liquide et des fongosités au niveau du condyle
interne du fémur ; ces fongosités répondaient dans la profondeur de
l'os à un foyer tuberculeux du condyle.

CHAPITRE IV

AVANTAGES DE CES PROCÉDÉS

Ces divers procédés sont de date encore trop récente pour pouvoir affirmer leur supériorité sur la méthode classique. Toutefois, ce que l'on peut dire, c'est que l'idée première qui a guidé les chirurgiens à tenter cette opération, est conforme aux données modernes.

L'avantage le plus considérable acquis à cette nouvelle méthode est sans contredit l'ablation de l'articulation infectée sans ouverture de l'article. De ce fait les suppurations, les récidives fréquentes, obligeant le chirurgien à amputer le membre, tendront à disparaître, par cela même que le champ opératoire courra moins de risque d'infection. La technique de l'opération telle que nous l'ont donnée M. Marion et notre maître M. le professeur Forgue, bien que difficile, ne présente pas d'imprévu.

Quant aux suites, nous basant sur un total de 10 observations, nous pouvons conclure qu'elles ont été des plus simples. Tel est le cas de la malade de M. Forgue, qui a eu son membre presque complètement cicatrisé au bout de 4 mois.

L'hémorragie du malade de l'observation II de Marion n'est certainement pas imputable à la technique opératoire.

Pendant les jours qui suivirent l'opération aucun malade ne présenta de la température. Un seul, celui de l'observation VI, eut de la fièvre, fièvre qui était occasionnée par un hématome suppuré et qui, malgré cela, n'entrava pas la guérison.

Un argument puissant en faveur de ce nouveau procédé de résection, est tiré de l'observation VII. Chez ce malade on dut se contenter de curetter et de cautériser un cul-de-sac rempli de fongosités, impossible à extirper en même temps que l'articulation, à cause de son étendue. Ce malade, opéré le 14 février 1900, conserva une fistule intarissable et finit par succomber à des lésions pulmonaires en janvier 1902. A cette époque, les os étaient parfaitement consolidés. Il paraît presque certain que l'infection chez ce malade aurait eu une marche beaucoup plus rapide, si l'on avait eu recours à la résection classique.

Exception faite de ce cas, les neuf autres malades ont parfaitement et complètement guéri, sans qu'il ait été nécessaire de faire le moindre currettage complémentaire, la moindre cautérisation. La consolidation des os s'est faite chez ces malades dans un temps variable, de deux à six mois. Le malade de l'observation III, qui avait conservé une mobilité relative, s'était toujours refusé à suivre un traitement régulier. Malgré cela, grâce à un appareil orthopédique, il put reprendre ses occupations.

De cet ensemble d'avantages nous pouvons conclure que ce nouveau procédé de résection donne des résultats au moins aussi favorables que le procédé classique. Dans aucune observation nous n'avons constaté la reproduction immédiate de fongosités ou de foyers tuberculeux.

CHAPITRE V

INCONVÉNIENTS

A côté des avantages qui font la supériorité de cette méthode sur les procédés classiques, il nous faut signaler les inconvénients qu'elle comporte. Ces inconvénients tiennent : 1° à la technique opératoire ; 2° à l'étendue de la résection ; 3° au retard de consolidation des extrémités osseuses.

1° Malgré la description de M. Marion, qui représente cette opération comme simple et facile, il serait exagéré de croire qu'il est aisé de réséquer un genou tuberculeux sans ouvrir en aucun point la synoviale ou même pénétrer dans les tissus malades. Sur le cadavre, en se conformant aux données de l'auteur, l'opération est évidemment très élégante et relativement facile ; il en est tout autrement sur le vivant, malgré l'hémostase par le tube d'Esmarch ; il est infiniment plus rapide et plus facile de réséquer par le procédé ordinaire, quand on a sous les yeux les extrémités articulaires. C'est donc jusqu'à un certain point, un obstacle à la vulgarisation de cette méthode.

2° Le deuxième désavantage de cette opération consiste dans l'étendue des tissus forcément sacrifiés pour ne pas ouvrir l'articulation. L'arthrotomie permet de se rendre un compte exact des lésions et de leur extension ; suivant qu'elles sont limitées ou qu'elles s'étendent assez loin dans les épiphyses, le chirurgien fait passer son trait de scie plus ou moins loin de l'interligne. Par le procédé classique, on fait une résection économique, tout en sectionnant en zone saine. Par le procédé de Marion, au contraire, pour ne pas risquer d'inoculer la plaie opératoire, on enlève systématiquement une assez grande longueur d'os, et le trait de scie peut être quelquefois très éloigné des lésions. Il en résulte un raccourcissement du membre qui n'est jamais inférieur à six centimètres. La moyenne, dans les observations de M. Marion, est de 8 centimètres.

Devons-nous conclure qu'un pareil raccourcissement est incompatible avec un bon fonctionnement ultérieur du membre ? Nous ne le pensons pas. Notre opinion est basée sur l'autorité de noms tels que ceux d'Ollier et de Farabœuf. En effet, Ollier cite le cas d'une jeune fille qui avait un raccourcissement de 13 centimètres, et qui, munie d'un talon de 6 centimètres, ne boitait pas d'une manière sensible sur un sol uni. Farabœuf fixe à 10 centimètres le maximum de raccourcissement que l'on ne doit pas dépasser. Du reste le malade, de Marion qui avait un raccourcissement de 7 cent. 1/2, et qui n'en continuait pas moins son métier pénible de garçon de ferme, est un fait assez probant.

Mais il est facile de remédier à cet inconvénient qui, en réalité, est d'ordre plutôt théorique. En effet, l'opération de M. Marion doit être réservée aux cas graves, aux tuberculoses fistuleuses ou même seulement suppurées ; dans ces cas, on n'a le choix qu'entre la résection large et l'amputation de cuisse. Si la résection échoue, l'amputation est la dernière ressource. Donc faire une résection large, avec le minimum de chances d'auto-inoculation est la meilleure condition de succès, et le résultat fonctionnel n'a qu'une importance secondaire ; que le malade ait un raccourcissement de 6 ou 10 centimètres, peu importe, si son membre est guéri avec une bonne ankylose rectiligne.

3° Ce procédé a encore un inconvénient, c'est celui du retard de la consolidation. En effet, seul le malade de l'observation VIII a eu son membre consolidé au bout de 60 jours. Chez tous les autres, la guérison complète n'a eu lieu qu'au bout de 5 à 6 mois. Ce retard de la consolidation est dû à la suppression du périoste et des tissus fibreux périarticulaires.

Ces inconvénients peuvent-ils diminuer la valeur de ce nouveau procédé ? Nous ne le pensons pas. Car, à côté des tuberculoses articulaires légères, dans lesquelles un chirurgien ne pourrait se résigner à une opération aussi radicale, dans le seul but d'éviter une récidive douteuse, il est des cas en clinique où les os sont assez profondément malades pour exiger une résection étendue. Or, ce sont justement ces cas qui sont le plus exposés aux récidives, et l'ablation sans ouverture de l'articulation pourra être d'un grand secours, car elle trouve là des indications précises, et elle doit donner de meilleurs résultats que ceux obtenus par les procédés classiques.

Elle sera aussi indiquée dans les cas désespérés, où, par suite d'une généralisation imminente du processus tuberculeux : fièvre hectique, dégénérescence des viscères, il faut agir rapidement et pratiquer une opération suffisamment large, pour éviter toutes les chances d'infection.

CONCLUSIONS

I. — La résection du genou sans ouverture de l'articulation a été imaginée par M. le professeur agrégé Marion (de Paris), qui en a parfaitement réglé les différents temps.

II. — Proposée déjà par deux chirurgiens russes, Wladimiroff et Wolkowitch, qui l'avaient d'ailleurs imparfaitement décrite, cette opération était demeurée ignorée, et le mérite revient à M. Marion de l'avoir imaginée et vulgarisée.

III. — Cette résection est le moyen idéal de supprimer les parties malades sans inoculer les tissus sains : son indication la plus fréquente est la tuberculose, surtout les ostéo-arthrites suppurées et fistuleuses.

IV. — Cette résection ne présente que deux inconvénients : elle est plus difficile que la résection classique et elle détermine un raccourcissement minimum de 6 centimètres

BIBLIOGRAPHIE

Faraboeuf. — *Précis de Médecine opératoire,* 1895.

Forgue et Reclus. — *Thérapeutique Chirurgicale,* 2ᵉ édition, 1898.

Gangolphe. — Art. Arthrites tuberculeuses (In *Traité de chirurgie clinique et opératoire de Le Dentu et Delbet*).

Marion. — Procédé de résection du genou sans ouverture de l'articulation pour arthrite tuberculeuse (*Société anatomique,* février 1900).

— De la résection du genou sans ouverture de l'articulation (In *Archives générales de Médecine,* 17 février 1903).

Ollier. — *Traité des résections,* 1885, tome III.

Perrot. — Procédé de résection du genou. *Thèse de Paris,* 1902. Maloine, éditeur, Paris.

Wladimiroff. — *Thèse de Kazan,* 1872.

Wolkowitch. — De la résection extra-capsulaire du genou. In *Wratch,* 1896.

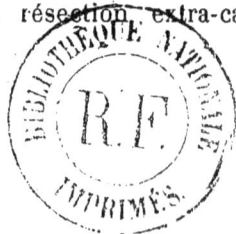

www.ingramcontent.com/pod-product-compliance
Lightning Source LLC
Chambersburg PA
CBHW032310210326
41520CB00047B/2795